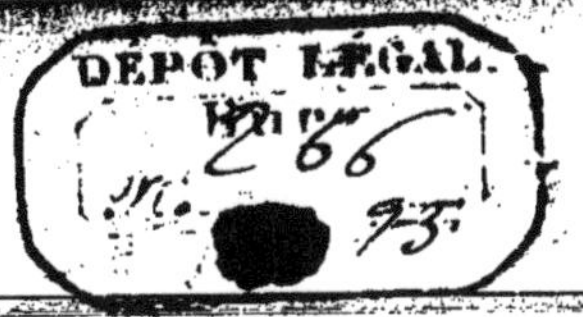

CAUSES ET TRAITEMENT
DU CRAPAUD

SYMPTOMES IDIOPATHIQUES
DE LA
PÉRIPNEUMONIE CHEZ LE MALE

Par A. BRAULT

Président de la Société Vétérinaire de la Seine-Inférieure et de l'Eure

PONT-AUDEMER
Imprimerie DUGAS
CHARLES DUGAS Successeur, Grande-Rue, 6

1893

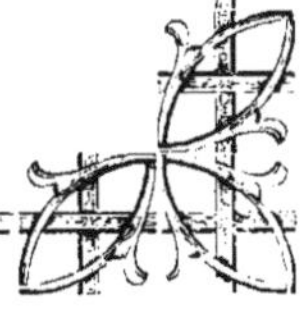

CAUSES ET TRAITEMENT
DU CRAPAUD

SYMPTOMES IDIOPATHIQUES

DE LA

PÉRIPNEUMONIE CHEZ LE MALE

Par A. BRAULT

Président de la Société Vétérinaire de la Seine-Inférieure et de l'Eure

PONT-AUDEMER

Imprimerie DUGAS

CHARLES DUGAS Successeur, Grande-Rue, 6

—

1893

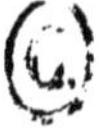

CAUSES ET TRAITEMENT
DU CRAPAUD

Causes du Crapaud

En entreprenant une cause aussi ardue que celle du Crapaud, veuillez, Messieurs, m'éviter tant de redites sur une maladie que nous connaissons bien dans son essence et dans son évolution, mais qui laisse cependant encore certains doutes dans l'esprit de ceux même qui s'en sont occupés spécialement, et que, pour cette raison, on a faussée autant de fois dans sa définition que dans son étiologie.

Le Crapaud, nous a-t-on professé, est le résultat de deux grandes causes ; la première exerçant son influence externe comprenait l'humidité, les rues malsaines, boueuses, mal tenues et concaves ; puis les hallages aux flaques d'eau, et enfin les écuries sans égout et malpropres, etc., etc. ; la seconde, ayant une influence interne, comprenait les tempéraments lymphatiques avec ses dartres hypothétiques du tissu sous onglé. Voilà les deux grands principes qui ont servi de base à l'étiologie du Crapaud et ont, il faut croire, contenté les masses, puisque personne n'a jamais essayé une opinion opposée. Convaincu que je suis, je n'hésite point à tenter cette petite révolution éthiologique, ne voyant dans les causes précitées plutôt le résultat d'idées que des faits qui puissent avoir quelque réalité.

Comme moi, Messieurs, vous avez été appelés à voir et à soigner des Crapauds. Si c'était au début, rappelez vos souvenirs, leur apparition ne s'est point faite à l'époque humide, c'est toujours dans les moments de sécheresse.

Dans les années humides, l'an dernier, par exemple, je n'ai point eu de Crapaud à voir ni à traiter ; cette année de sécheresse, j'en trouve trois cas, et, chose encore assez rare, je les trouve presqu'à leurs débuts,

A mon point de vue, trois grandes causes président à la formation du Crapaud :

1° La sécheresse ;

2° La mauvaise tenue des pieds ;

3° Les piqûres légères, blessures ou foulures de la sole.

J'éloignerai, pour le moment du moins, toute action des tempéraments dans la cause des Crapauds, car je n'oserai en parler en sécurité, vu l'absence du pur-sang dans notre pays ; si ces nobles animaux sont épargnés, tant mieux, mais à preuve du contraire, j'en douterai encore et s'ils sont épargnés, ne serait-ce point encore dû aux soins dont ils sont entourés? Quant aux lymphatiques et aux sanguins, dont on ne nous a jamais parlé, l'un comme l'autre ont payé chacun leur tour leur tribut au Crapaud.

Trois causes, j'ai dit, président à la formation du Crapaud et celles qui ont été classées comme étant les causes principales, n'en sont pour moi que des agents bien secondaires.

Sous l'influence de la sécheresse, les pieds se rétrécissent, la corne se condense, les arcs-boutants se ressèrent, les tissus (velouté et kératogène) s'échauffent d'abord, s'enflamment ensuite ; de cet état naît un suint (qui tient quelque chose de l'essavement chez l'homme), puis une suppuration peu active et concentrée qui forment les premières altérations de la corne, suppuration qui aboutira seule, ou avec l'aide de fermentation ammoniacale que l'on rencontre encore dans certaines écuries, à se frayer une ouverture dans l'un des plis de la sole ou de la fourchette, fermentation aussi d'autant plus active, que certains chevaux développent encore davantage en contractant la mauvaise habitude de ne porter leurs pieds exclusivement que sur leurs déjections.

Mauvaise tenue des Pieds

Joignez à ces dernières conditions des pieds mal tenus, négligés en ferrure, peu ou point taillés, nullement évidés, ferrés trop souvent à trois mois d'intervalle, qu'en faut-il de plus pour avoir des Crapauds?... Sous l'influence de la sécheresse vous me permettrez d'y revenir encore, cette corne, avide de boire, (quelque triviale que soit l'expression), absorbe les liquides excrémentitiels, se ronge et se détruit sous l'influence de leurs acides en même temps qu'ils développent encore, avec la chaleur produite, une fermentation interne qui va tout à l'heure se trouver jour, et cette fois, en contact direct avec l'air, au milieu des matières dont je viens de parler, va commencer la suppuration et la désorganisation du tissu velouté ; ce cancer tant redouté de nos devanciers

Blessures

Une cause non moins fréquente du Crapaud, la troisième dont j'ai parlé, ce sont les piqûres, blessures ou foulures, celles surtout qui ne produisent qu'une inflammation lente. inaperçue, ou plus souvent aussi négligée ; celles-là produisent une suppuration lente et interne du genre de celles dont je viens de parler plus haut, et qui va, travaillant sous les influences fermentescibles précitées, procéder à la formation du Crapaud.

Combien de fois le hallage a subi les errements de l'époque et fourni en grande partie à l'étiologie du Crapaud quand là n'était point la cause? Au fond de ces flaques d'eau, existaient des pierres, des silex plus ou moins tranchants, produisant les piqûres, foulures ou coupures précitées, blessures qui, moins avec l'eau, qu'avec les fermentations et suppurations dans ces terriers, (le mot est plus applicable que celui d'écurie) ont fourni, rien d'étonnant, ces quantités considérables de Crapauds dont on nous a entretenus.

Hallages défoncés, bosselés, troués, ville aux rues concaves, mal pavées, n'existent plus aujourd'hui ; les écuries, à la ville et à la campagne, ont été remarquablement assainies, certaines même, ont dépassé les lois de l'hygiène pour toucher au luxe. A quoi donc attribuer le Crapaud, puisqu'il existe encore ? Si ce n'est aux causes que je viens d'énumérer.

Il me semble superflu, Messieurs, de m'appesantir plus longtemps sur une théorie, que je n'ai point la prétention de dire inattaquable, mais qui, du moins, a pour elle les données les plus saines de la pratique. Je puis donc dire tout au moins, pour éviter les Crapauds, par tous les temps et par les temps secs surtout, époque où le pied a le moins d'élasticité, point d'indifférence pour la bonne tenue des pieds de la part des propriétaires, point de maladresse ou de négligence de la part des maréchaux ; évidez les pieds, ouvrez les fourchettes, chose qui n'est jamais assez pratiquée à la campagne tout au moins n'y laissez point ces granulations cornées que l'on y rencontre trop souvent, ne les blessez pas surtout, graissez-les, lavez-les encore, fréquemment même, sans craindre l'humidité que l'on vous a présentée si redoutable, et cette fois-là alors pourra-t-on compter le Crapaud, si ce n'est, encore entièrement, à peu près disparu.

Traitement du Crapaud

Le Crapaud est-il guérisable ? jusqu'à présent, je puis répondre par la négative, certains d'entre nous cependant sont arrivés à des résultats, mais pour d'autres, c'est une panacée à exploiter secrètement ; dernière opération qui rapporte beaucoup plus à la bourse qu'à la médecine ; et pour la plupart, ne vaut-il pas mieux avoir le courage de l'avouer ; une maladie longue et coûteuse à soigner, demandant jusqu'alors des pansements souvent renouvelés, pour arriver trop souvent aussi à un insuccès ; un jour trop éloigné, où l'animal est déclaré incurable.

Je ne connais pas, il est vrai, ces pâtes merveilleuses vendues par les droguistes et encore moins leurs effets avec lesquels, soi-disant, on guérit le Crapaud, mais je sais que, pour très bien soigner au moins, il faut avoir un travail ou se résigner, chose aussi rationnelle, à abattre son cheval à chaque pansement ; manœuvres jusqu'alors ruineuses pour le propriétaire, très peu rémunératrices et fort fatigantes pour le vétérinaire qui, sans les aides d'abattage, doit encore tenir un maréchal sous sa main et à l'heure de son opération ; devant toutes ces difficultés, trop souvent aussi, le malade s'achemine, si il en est encore temps, vers l'abattoir qui se le dispute avec le clos d'équarrisage.

Aujourd'hui, Messieurs, les choses ont entièrement changé de face, aussi ai-je eu hâte de venir dire, à mon premier moment de liberté, le Crapaud c'est la maladie qui se guérit facilement, celle qui coûte le moins de déplacement au vétérinaire, celle aussi qui lui est la plus lucrative,car là n'abonde pas la concurrence ; c'est la guérison généralement certaine, car à ses débuts elle est assurée ; 4 % d'insuccès ne se rencontrent pas dans le cours régulier de ces larges Crapauds, c'est de toutes les maladies celle qui donne le moins d'insuccès.

A m'entendre, peut être aura-t-on déjà souri ? je sens que l'on peut Messieurs, me trouver un peu de forfanterie, mais je suis, après tout, de ceux qui ne parlent qu'avec les faits, et je vais, avant d'exposer mon mode de faire, vous passer sous les yeux une liste si ce n'est complète, au moins un certain nombre de guérisons parmi les plus intéressantes qui me sont restées en mémoire :

EXISTENCE DU CHEVAL APRÈS GUÉRISON	NOMS DU PROPRIÉTAIRE	DOMICILE	ETAT DU CHEVAL LORS DE SA MISE EN TRAITEMENT
Conservé 15 ans.	Jean.	Cahaignes-Ecos (Eure).	6 ans, pied post^{r} sole et muraille entreprises ; boiteux.
id. 14 ans, je le vois tous les jours.	Drouet.	Goulet-Vernon (Eure).	10 mois, quartier interne.
id. 10 ans environ.	Cauchois.	Villez-Limetz-Bonn^{res} (S.-O.)	9 ans, pied post^{r} toute la sole.
id. 4 ans puis vendu.	Conard.	Villez-sous-Bail.-Gail. (Eure)	10 mois, sole et quartier interne.
Vendu.	Leroy, Aug.	Tourny-Ecos (Eure).	6 ans, 2 pieds post^{rs} malades 1 ant^{r} pris.
id. à un client de M. Penpion, vét^{re} Louviers	Delaporte, m^{d} de chev.	Fontenay-en-Vexin (Eure).	7 ans, 2 post^{rs} malades 1 ant^{r}.
id. à Rouen.	id.	id.	8 ans, 2 post^{rs} 1 grave.
Vendue.	id.	id.	Jument 10 ans, 1 post^{r}, boiteuse.
Conservée 9 ans.	Noël, fromager.	Pres.-le-Val-Vernon (Eure).	6 ans, gris fer 2 forts Crapauds post^{r}
id. id.	id.	id.	5 ans, bai débuts de Crapauds post^{r}.
id. 5 ans.	Poreau.	Saint-Geneviève-les-Gasny (Eure).	9 ans, 1 fort post^{r}, boiteux.
id. 12 ans, mort à la ferme paralysé,	Veuve Béguin.	Heubécourt Vernon (Eure).	7 ans, un pied post^{r} pourri, boiteux (abandonné par un confrère).
Vendu à Fraisier (1050) avec formes.	Boivin, Aug.	Fontenay-en-Vexin (Eure).	Gris pommelé 7 ans, 2 post^{r}.
Mort de coliques, 4 mois après guérison.	id.	id.	Gris clair 4 ans, 2 post^{rs} 1 ant^{r}.
Conservé, je le vois tous les jours, 6 ans.	Delabove.	Tourny (Eure).	8 ans, gris fer un pied post^{r} boiteux
Conservé, je le vois tous les jours, 2 ans.	Bréant.	Corbie-Vernon (Eure).	Gris fer 2 ans, sole et muraille compl^{t} détruites boiteux.

1892 (année sèche).

Ducardonnet, Heubécourt-Vernon (Eure), atteint de Crapaud p. postérieur guéri en 1 pansement,

Colas à Autils, Magny (Seine-et-Oise), 2 Crapauds, un à son début l'autre sole (et mamelle) entreprises guéri en 3 pansements ; le 1er guéri en 1 pansement.

Toutain, Dudeauville (Eure), Crapaud abandonné 2 pieds postérieurs, boiteux, au 3e pansement, bonne voie de guérison.

Deux insuccès dans le courant de 20 ans — Crapauds déjà soignés Cléry-sur-Andelys, resté boiteux.

Crapauds abandonnés Basse-Normandie, a été repris à différents intervalles.

A côté des guérisons, vous voyez sur cette liste deux insuccès ; en voilà la raison : ce sont deux animaux qui avaient été précédemment mal traités, brûlés inconsciemment, des abandonnés en un mot ; ceux-là sont réfractaires à la guérison, et comme moi, si vous les entreprenez, méfiez-vous-en.

Je vous ai dit à l'étiologie que la sécheresse était une cause réelle du Crapaud, en voilà encore une preuve : l'an dernier (1891), année humide, je n'ai point vu de Crapaud ; cette année (1892), j'en enregistre trois cas ; le premier a guéri au premier pansement, le deuxième en trois, et le troisième cheval (un bon gris de fer pommelé), neuf ans, deux Crapauds postérieurs, un à son début, l'autre dont il boite n'est qu'un amas de chair, il y a décollement du quartier extérieur, de l'interne aussi jusqu'au commencement de la mamelle) il est soigné depuis des mois, puis finalement abandonné comme incurable, par un de nos confrères, membre aussi de notre Société et dont je tairai le nom pour la bonne harmonie des choses.

Le 29 juin dernier, j'opérai ce cheval ; la fourchette est de chaire, de la sole il n'existe plus que le croissant compris entre la pointe de la fourchette et la pince, il y a décollement de la mamelle jusqu'à la couronne du côté interne, du côté externe, il remonte au tiers supérieur du quartier. L'opération faite, je fis le pansement dont je parlerai tout à l'heure.

Le 13 juillet suivant (quatorze jours après) je relève mon pansement pour la première fois ; sous le pansement c'est une masse caséeuse qui recouvre toute la partie malade du pied, sauf deux petites places de la fourchette qui sont encore bourgeonnantes, sole, quartiers, mamelle, quoique humides encore, suintent déjà beaucoup moins, la fourchette présente une granulation violacée vineuse (l'aspect d'une fraise tournée) qui est souvent tenace à fournir de la corne, mais qui ne résiste généralement pas à l'opération et à la médication. Un second pansement est fait, et le 18 juillet (trois jours après le deuxième pansement) mon cheval travaille.

Le 3 août (trois semaines après le deuxième traitement seulement) je relève cet appareil (c'était mercredi dernier); mon cheval, qui travaille depuis trois semaines, arrive (inconscience des hommes), au trot, attelé sur une forte voiture, vers le lit de paille qui l'attend, il ne boîte plus, néanmoins je réclame un peu plus de sagesse et de prudence dans son travail. La sole, les quartiers et la mamelle sont, cette fois, recouverts d'une corne qui offre déjà une résistance aux tranchants ; la fourchette que je vous ai annoncée avec sa teinte violacée, a produit les deux tiers de sa corne, mais sur ses deux branches on voit encore deux plaques violacées dont l'une porte deux fics blanchâtres qui disent à quel point en était ce vieux Crapaud ; je n'hésite pas à rabattre cette fourchette jusqu'au tissu fibreux dans les parties non couvertes de corne, espérant bien qu'au premier pansement j'aurai un pied entièrement refait, où il n'y aura plus qu'à sécher la corne par un pansement qui durera quatre semaines.

Comme on peut le voir, c'est une affaire de trois à quatre pansements, même sur des invétérés comme celui-là ; souvent le dernier pansement est une fantaisie donnée au propriétaire, une satisfaction offerte au vétérinaire pour remettre le pied de son malade dans l'état de propreté que nous obtenons dans les sabots presse-papier.

Toujours, j'ai dit, le cheval peut reprendre un service au pas après le second pansement (seizième jour), si toutefois, dans ce restant de parois, on peut implanter deux clous d'un côté et trois de l'autre ; car il m'est arrivé quelquefois de n'avoir qu'un côté de la muraille,à pouvoir brocher, trouvant difficilement place pour implanter un seul clou du côté opposé et encore en face d'un tissu malade, mais faut-il au moins, pour guérir, attacher un fer, tant bien que mal, c'est le cas de le dire.

Je ne vous crois point impatients, Messieurs, car il est bon avant d'exposer un mode opératoire de voir par quelles conditions on y arrive.

Manuel opératoire

Après avoir examiné le nombre de Crapauds dont l'animal est atteint, je fais sauter de suite les fers de derrière s'il y a un ou deux Crapauds postérieurs, et les quatre s'il existe trois Crapauds, car je n'ai jamais vu les quatre pieds atteints de Crapauds sur le même sujet.

Les ou le pied est raccourci par le maréchal aussi court qu'il est possible, et, comme le plus souvent le Crapaud, a fait son ascension vers le bourrelet, je fais abattre quartiers et mamelles s'il y a décollement aussi près que possible des tissus sains ; le pied ainsi préparé j'abats mon cheval et en assujettis le pied en bonne présentation pour avoir toutes facilités de le tailler à mon aise ; par quelques coups de rainettes j'amincie le peu de sole qui reste jusqu'à la rosée, et je remonte, sans rien craindre d'abattre, chercher les tissus sains vers le bourrelet. Alors commence à proprement parler l'opération, elle est classique je ne m'y arrèterai point, il suffit je le repète de ne pas avoir de faiblesse d'amincir fortement le tissu velouté épaissi par le mal en ayant bien soin de ne rien laisser des tissus malades, même recommandation pour le tissu podophylleux.

Le pied, bien nettoyé, je le repète encore, je mets deux verres de goudron de Norwège dans une assiette et j'y ajoute en versant légèrement de l'acide nitrique bien pure, j'agite en mélangeant jusqu'à ce que le goudron ai pris une teinte marron (la quantité d'acide est environ un fort dé à coudre pour un verre de goudron), et avec soin, je garnis sole, intervalle de fourchette et tissu kéraphilleux d'étoupes bien trempées du mélange susdit; puis je fais un pansement compressif maintenu à l'aide d'un fer muni d'une plaque de tôle et d'un bandage bien appliqué. En voilà pour quinze jours ?

Je vous ai déjà présenté, dans le dernier cas de Crapaud, l'aspect caséeux que l'on trouve dans le pied quinze jours après l'opération, ce caséeum est enlevé à l'aide des mêmes instruments qui ont servi à l'opération, après avoir en un mot approché aussi près que possible des tissus podophylleux je fais mon second pansement avec le même mélange que pour le premier et en voilà pour trois semaines sans y toucher, le fer est solidement attaché, et à cette condition mon cheval travaille aussitôt le second pansement fait.

A cette époque (3e pansement), on trouve dans la généralité des cas un pied garni de corne, si ce n'est dure, déjà densifiée mais irrégulière encore, que l'on pare et régularise avec soin ; j'applique mon pansement de la même façon, mais cette fois avec un mélange égal de d'égyptiac et de goudron qui condense et sèche vivement la corne, si, bien entendu, le pied est recouvert de corne et en bonne voie de guérison,car si le Crapaud était réfractaire à ces deux premiers pansements que la corne eut quelques difficultés à se refaire, vaudrait-il encore mieux avoir recours au premier mélange une fois de plus ; mais, dans la majorité, quand l'animal n'a pas suivi d'autres traitements que celui-là, à la quatrième fois vous revoyez ces incurables avec un sabot qui, paré,est un modèle de pied que vous remettez à son propriétaire et sans aucun pansement.

Avant de terminer, j'entends encore ceux d'entre nous qui s'occupent du Crapaud prêts à agiter une question indispensable il est vrai au traitement de cette maladie ;

Et la compression la faites-vous forte?... Oui certainement je la fais forte, mais forte n'est peut-être pas encore le mot à appliquer ; car, là, c'est la maxime du sage qui doit encore être mise en pratique.

User et non abuser et vous allez le voir : Dans un cas, la compression aidée je crois aussi par un égyptiac douteux dans sa préparation m'a valu la perte d'un cheval, la perte c'est trop dire, mais une gangrène du tissu velouté avec arthrite naviculaire auxquels j'aurai préféré la mort.

La victoire complète n'est pas de mode en médecine vous le savez sans doute tous Messieurs !... Tant de guérisons avaient encouragé certaine personne à me faire venir un cheval abandonné du Crapaud en Basse-Normandie fort que j'étais, je l'ai guéri ; mais trop tard, j'ai vu que je n'avais point là un tissu nouveau à soigner, c'était à chaque moment une opération à recommencer, en même temps qu'une expérience de plus, celle là chèrement acquise, à savoir : que les chevaux qui n'ont pas été réussis dans le traitement ; les abandonnés, sont beaucoup plus réfractaires à la guérison que ceux qui n'ont point encore été touchés.

Voilà Messieurs, les deux seuls insuccès que j'ai compté, à côté de la liste incomplète, quoique longue déjà, des guérisons que j'ai eu l'honneur de vous présenter.

SYMPTOMES IDIOPATHIQUES

DE LA

Péripneumonie chez le Mâle

Jusqu'à nos jours, nous n'avions encore trouvé que des symptômes bien vagues pour asseoir d'une manière précise et certaine le diagnostic de la péripneumonie bovine ; il y a quelques années encore, nous n'avions que l'auscultation, et en présence de cette maladie, à son début, on diagnostiquait généralement une maladie de poitrine quelconque, oubliant même la fluxion de poitrine des bovinés niée par certains de nos confrères, on ne songeait même point à la péripneumonie, maladie heureusement assez rare dans certaines contrées de la France.

Dans ces dernières années, le thermomètre à maxima, je crois (je ne saurais du reste assurer lequel), qui devait, au dire de certains maîtres, d'une quantité de praticiens, devait, dis-je, trancher pour toujours les difficultés de ce diagnostic, est venu nous prouver à quel point il pouvait induire en erreur les expérimentés même de la péripneumonie.

Somme toute, encore à l'heure présente, la répétition de la maladie de poitrine dans la même étable, à elle seule (disons-le tout bas, si vous le voulez, a servi de base à notre diagnotic ; aussi suis-je heureux de pouvoir dire aujourd'hui devant vous, Messieurs, que tous ces symptômes étudiés, recherchés, retournés tant de fois et sans résultat, ont enfin trouvé un terme et qu'enfin les difficultés de la péripneumonie (chez le mâle, entendons-nous bien). (le plus difficile à l'auscultation, comme au thermomètre), sont tranchées.

Le taureau a des symptômes idiopathiques en péripneumonie, pathognomoniques si l'on veut? je passe sur cette valeur des deux mots, mais je dis : cette maladie a chez le mâle des symptômes qui lui sont propres, particuliers, et qui ne laissent plus aucun doute à son diagnostic; le premier n'est pas un symptôme que l'on voit seulement au cours de la maladie, on le voit avant l'apparition du mal, il est d'autant plus précieux qu'il est un symptôme précurseur, un avant-courrier, qui crie : gare, avant que la maladie ne se soit déclarée; dix jours environ avant l'apparition de la péripneumonie, lorsque l'animal paraît encore en pleine santé, qu'il mange, boit et saillit même, il apparaît, pendant que se prépare lentement cette terrible maladie qui supprimera tout à l'heure les importantes fonctions dont je viens de parler.

Sans tarder plus longtemps, j'arrive aux faits : L'an dernier, alors que la péripneumonie exerçait ses ravages dans l'arrondissement des Andelys, le vétérinaire départemental, notre confrère, M. Pacque, était sur mon avis appelé avec moi, au début de la péripneumonie, chez un sieur Benoist, fermier à Saulseuse-Tilly, Ecos (Eure), dans une des plus belles vacheries, de ces belles vacheries, faut-il encore le dire, de l'arrondissement; quarante vaches et un taureau, voilà le total de ces splendides animaux et dont on devait devant la maladie ne rien laisser perdre du prix. La maladie marchait à grand pas. Tous les jours, c'était une, deux et jusqu'à trois bêtes d'atteintes; seul, le taureau, un beau et mauvais sujet, semblait résister au mal; examinable beaucoup plus par derrière que par devant, je m'aperçus qu'il avait sur les testicules à la partie postérieure, une teinte légèrement rosée de la largeur de la main, symptôme qui pouvait être vague, mais qui néanmoins m'avait donné l'éveil ; mon sujet mangeait bien, buvait mieux encore, il ne toussait point, finalement je ne me méfiais plus de rien, quant à quelques jours de là, en faisant ma visite quotidienne pour sortir les malades des rangs, je le vis sombre et boudeur, ne mangeant, comme on dit : que du bout des dents ; de suite je voulus voir mon fameux symptôme (cette roséole testiculaire), dont je viens de parler, elle avait entièrement disparu, et il existait alors un relâchement du cordon testiculaire qui augmentait jusqu'au moment où vint l'autorisation d'abattage. Ce n'était plus les organes enveloppés dans un tissu épais et plissé, comme le sont normalement les testicules de ces animaux, mais de vrais poids d'horloge, retenus dans une enveloppe amincie, lisse et allongée, pendants presque sur les jarrets. J'avais déjà conscience que les phénomènes que je venais de voir se passer sous mes yeux devraient avoir des rapports bien directs et fort significatifs avec la péripneumonie, mais c'était une fois de passée, l'animal était après autorisation abattu pour la boucherie, peut-être reverrait-on, ou point la péripneumonie chez le mâle, dans cette épizootie ?

A un mois de là, chez un sieur Béquet, fermier à Panilleuse, Ecos (Eure), la péripneumonie se déclare — trente et une vaches ou génisses et un taureau composent l'étable. M. Pacque, qui était là comme vétérinaire départemental, avait déjà marqué une ou deux vaches à abattre. A ce moment, le taureau de Béquet avait une roséole bien marquée sur les testicules et quand son opération fut terminée, je lui dis : « M. Pacque, il y a aussi le taureau à tuer ? » Non, me répondit-il !... Il mange bien... il ne tousse pas... je ne le vois pas malade !...

Bras dessus, bras dessous, nous tournâmes le taureau que nous voyions de face, et je lui montrai ma fameuse roséole testiculaire lui faisant, cette fois, part de ma découverte Quelques jours après, à une seconde visite que fit notre confrère, les testicules étaient déjà fortement descendus, l'animal était reconnu atteint de péripneumonie et, de par son ordre préfectoral, abattu pour la consommation. Dix jours environ s'étaient écoulés entre l'apparition de cette roséole et l'abattage, qu'à l'autopsie, nous ne trouvions encore qu'un poumon légèrement entrepris par les lésions de la péripneumonie.

Ainsi donc : roséole à la partie postérieure des testicules, puis allongement démesuré du cordon.

Voilà, messieurs, deux symptômes bien remarquables de la péripneumonie, beaucoup plus certains que l'auscultation, ou le jeu du thermomètre chez ces sortes d'animaux. Ces symptômes-là, Messieurs, ne trahissent pas.

CONCLUSIONS

Comme mes devanciers, je ne touche donc pas au pansement des Crapauds, tous les deux, trois ou quatre jours tout au plus, mais tous les quinze jours d'abord ; trois semaines ensuite, voire même quatre à cinq semaines.

Finalement, la moyenne de mes pansements est à des intervalles de trois à quatre semaines.

C'est là le mérite de mon mode de faire et l'immense avantage médical que le praticien peut en tirer.

Etre tous les jours près de ces sortes de malades, c'est autant la ruine du vétérinaire que celle de son client.

Quant aux symptômes de la Péripneumonie chez le mâle, bien classés,

1° La première chose que l'on observe, c'est la roseole ;

Et 2° le relachement du cordon testiculaire qui vient ensuite.

FIN

www.ingramcontent.com/pod-product-compliance
Ingram Content Group UK Ltd.
Pitfield, Milton Keynes, MK11 3LW, UK
UKHW020232180726
13838UKWH00005B/2346